Vorwort

Vielen Dank, dass Sie sich dazu entschieden hast mit diesem Buch einen weiteren großen Schritt in Richtung mehr Fitness, Zufriedenheit und Ausgleich zu machen. Dieses Buch wird ihnen in gleich mehreren Aspekten ihres Lebens weiterhelfen.

Das Buch wurde in drei große Kapitel eingeteilt und fängt mit dem „Mindset" an. Darauf folgt die Ernährung und dann das eigentliche Training um ihre Ziele möglichst effektiv zu erreichen.

Dieses Buch ist keine Anleitung zu einer Crashdiät sondern fängt bei den Wurzeln des Problems an. Warum greifen Sie überhaupt zu diesem Buch? Warum sind Sie scheinbar noch unzufrieden mit ihrem Körper, ihrem Aussehen und fühlen sich nicht zu 100% wohl in ihrer Haut? Wieso scheint es so als hätten Sie es viel schwieriger abzunehmen als ihre Freunde und Bekannte?

Mein Versprechen an Sie ist das Sie am Ende dieses Buches genau wissen, welche Schritte Sie gehen müssen, um ihre gewünschten Ergebnisse zu erzielen und das nicht nur kurzfristig sondern am besten bis zum   Ende   ihres   Lebens...

Die 40/40/20 Regel

Wie bereits erwähnt geht es in diesem Buch nicht um kurzfristige Erfolge sondern einen langfristigen Lebenswandel zu mehr Gesundheit, Wohlbefinden, Muskeln und Vitalität. Genau deswegen habe ich das 40/40/20 Modell ins Leben Gerufen.

Vielleicht kennen einige von ihnen den Spruch: „Ernährung ist 80% und der eigentliche Sport macht nur 20% aus." Das entspricht (leider) nicht immer der Wahrheit und warum erkläre ich Ihnen jetzt.

Kennen Sie auch diese eine Person, die ständig 5/10/15 kg mühselig abnimmt und dann innerhalb kürzester Zeit wieder zunimmt? Vielleicht haben Sie das selbst schon mal erlebt und haben sich dann gedacht: „Scheiße, wieso funktioniert das alles nicht bei mir? Was muss ich ändern, um endlich nachhaltig abzunehmen und mein Gewicht zu halten?"

Ich kann ihnen nur gratulieren dieses Buch gekauft zu haben. Ich selber bin durch diese Phasen mittlerweile mehrfach intensiv selbst durchgegangen und habe dabei einige Höhen und Tiefen erlebt.

Es fing damit an, dass mich mein Arzt mit einer Schilddrüsenunterfunktion diagnostiziert hatte. Das bedeutet konkret, ich nehme schneller zu als andere und kann gleichzeitig nicht so gut abnehmen. Daraufhin habe ich in den kommenden 6 Monaten 15 kg, mit den in diesem Buch beschriebenen Methoden, abgenommen nur um ein halbes Jahr später wieder 20 kg zugenommen zu haben. Ich war frustriert und wusste nicht was ich machen soll. Immer wieder hatte ich das Gefühl das mich etwas hindert und zurückhält.

Dann habe ich mich über die letzten 3 Jahre intensiv damit befasst und habe ein System entdeckt was mir und ihnen helfen wird endlich die Erfolge zu erzielen und zu halten, die Sie sich seit Jahren wünschen.

Es handelt sich um das Thema Mindset. Wie denken Sie über sich? Was sind ihre Gewohnheiten? Welche Glaubensmuster haben Sie entwickelt?

Mit diesem Buch werden Sie in der Lage sein ihre alten Programmierungen zu erkennen, sie aufzulösen und mit neuen Glaubensmustern zu ersetzen.

Dieses System hat es mir ermöglicht trotz Schilddrüsenunterfunktion meinen persönlichen Traumkörper samt Sixpack aufzubauen obwohl ich eine Krankheit habe wo die meisten Leute bereits aufgeben würden bevor Sie überhaupt anfangen!

Genau deswegen werden Sie auch in dem Buch lesen, dass das eigene Denken (das Mindset) 40% ihres Erfolges ausmacht, die Ernährung an

zweiter Stelle mit auch 40% kommt und ganz am Schluss das eigentliche
Training mit 20%!

Können Sie sich das vorstellen? Sie brauchen gar nicht viel Sport machen
um erstaunliche Ergebnisse zu erzielen. Lassen Sie uns gleich anfangen
Sie ein für alle Male auf die Gewinnerstraße zu bringen....

Mindset (40%)

Das wichtigste und zugleich meist unterschätzte Thema wenn es darum geht sich vitaler, fitter und gesünder in seinem Körper zu fühlen. Egal wie ihre aktuellen Voraussetzungen sind es gibt einen Grund warum Sie sich fühlen wie Sie sich fühlen und warum Sie aussehen wie Sie aussehen!

Lassen Sie es mich erklären. Unser Gehirn entwickelt bestimmte Denkmuster im Laufe unseres Lebens. Dieses spezifischen Denkmuster zum Thema „Mein Wohlbefinden und mein Körper" ist ein Paradigma. Ein Paradigma ist nichts anderes als eine Vielzahl von Glaubenssätzen über sich, sein Wohlbefinden, seinen Körper, sein Essen und warum Sie so sind wie Sie sind. Wer kennt nicht Leute die sagen „Ich bin einfach kein schlanker Typ" oder „Ich habe es einfach schwerer dünn zu bleiben als andere!" Genau diese Aussagen über einen Selbst und andere sind sogenannte Glaubenssätze, die in seiner Gesamtheit ein Paradigma bilden.

Warum ist es so wichtig zu verstehen wie ihr Paradigma funktioniert?

Ihr Gehirn nutzt sein Paradigma als Landkarte durch das Leben. All ihre Essens -und Trainingsgewohnheiten sind Teil ihres Paradigmas. Essen Sie immer Süßigkeiten wenn etwas auf dem Tisch steht und können die Finger nicht davon lassen? Glückwunsch! Das ist Teil ihres Paradigmas und ohne es zu merken können Sie einfach nicht aufhören diese Süßigkeiten zu essen. Sie ziehen Sie magisch an!

Und dann gibt es diese Person, der es gar nichts ausmacht, dass überall Süßigkeiten stehen und interessiert sich gar nicht dafür.

Die gute Nachricht ist Sie können ihre Glaubenssätze und somit ihr Paradigma langfristig verändern. Dafür müssen Sie ihre alten Glaubensmuster aufbrechen und neue Glaubenssätze integrieren. Die Schlechte Nachricht ist, dass unser Gehirn seine Denkmuster nicht einfach so ohne Widerstand ändert. Es versucht zu überleben und jede Änderung ist eine Gefahr. Ihr Gehirn ist nicht darauf ausgelegt ihnen zu helfen 20kg abzunehmen oder ein Sixpack zu bekommen. Nein, es will überleben.

Ein Paradigma zu ändern kann mehrere Monate/Jahre dauern und ist ein langwieriger Prozess. Aber sobald sich ihre einzelnen Glaubenssätze und somit auch ihr Paradigma geändert haben, wird es ihnen leicht fallen dünn zu bleiben!

Sie werden dann die Person sein auf die andere neidisch blicken und sagen:"Wow er/sie hat einfach Glück. Schau dir an wie leicht ihr/ihm es fällt Sport zu machen und somit gesund und fit zu sein. Wie hat er/sie das nur gemacht?"

Glaubenssätze

Wie bereits erwähnt müssen wir unsere Glaubenssätze hinterfragen und umformulieren um langfristig Erfolg zu haben. Denn schließlich wollen Sie ja nicht die Person sein, die im ersten halben Jahr erstaunliche Ergebnisse erzielt und dann zurück in alte Gewohnheiten fällt.

Glaubenssätze werden von ihrem Gehirn nicht in Frage gestellt und sind deswegen oft schwer zu erkennen. Ich gebe Nachfolgend ein paar Beispiele und Sie achten bitte darauf ob Sie sich mit diesen Aussagen identifizieren. In dieser Übung geht es erst mal darum ohne Wertung seine Glaubenssätze zu erkennen und aufzuschreiben.

1. Mir fällt es schwer abzunehmen.
2. Gesundes essen schmeckt mir nicht.
3. Andere haben es leichter abzunehmen als ich.
4. Sport macht mir kein Spaß.
5. Dicker zu sein ist doch auch in Ordnung.
6. Ich kann nicht auf Süßigkeiten/Alkohol/Süßungsgetränke verzichten.
7. Ich habe keine Energie für kochen & Training.
8. Ich verbrenne viel weniger Kalorien als andere.
8. Sport wird mir beim Abnehmen nicht helfen.

Das waren nur einige Glaubenssätze, die Sie sich möglicherweise unterbewusst zunutze machen, um ihre Unzufriedenheit mit ihrem Gewicht, Fitness und Körper zu rechtfertigen. Das ist grundsätzlich nichts schlimmes und halten Sie sich vor Augen das man diese Glaubenssätze ändern kann. Ich bitte Sie auf ein Blatt Papier in der Mitte eine Strich zu ziehen. Auf der linken Seite schreiben Sie alle Glaubenssätze auf die Sie momentan haben und ihnen auf ihrem Weg zu einem besseren Leben nicht weiterhelfen. Dann möchte ich, dass Sie in der rechten Spalte diese Glaubenssätze umschreiben, sodass sie positiv werden. Ich gebe ihnen Beispiele anhand der oben genannten Glaubenssätze:

1. Mir fällt es leicht abzunehmen.
2. Ich liebe es gesundes Essen für mich zu kochen und genieße es.
3. Ich habe optimale Voraussetzungen um alle meine Ziele zu erreichen.
4. Sport macht mir Spaß. (es gibt immer etwas was einem Spaß macht)
5. Ich will ein langes und gesundes Leben haben und dabei vital sein und mich gut fühlen.
6. Ich fühle mich wohler ohne den ganze unnötigen Zucker und liebe mein Wasser.
7. Ich fühle mich fit und vital und das dank meines Trainings & guter Ernährung deswegen nehme ich mir die Zeit dafür.

8. Durch meinen individuell ermittelten Kalorienbedarf und ausreichend Sport fällt mir das abnehmen nicht schwer.
9. Sport hilft mir dabei meinen Kalorienbedarf zu erhöhen, mich gesunder und vitaler zu fühlen und somit auch mein abnehmen zu beschleunigen.

Und jetzt bitte ich Sie alle negativen Glaubenssätze durchzustreichen sodass Sie nur noch die positiven auf der rechten Seite haben. Ihre Aufgabe wird nun sein jede Woche einen Glaubenssatz raus zu nehmen und Beweise zu suchen, dass er wahr ist. Desto mehr Sie finden desto besser. Hier ein Beispiel:

Glaubenssatz: „Mir fällt es leicht abzunehmen"

1. Ich komme ohne zu hungern auf mein Kalorienlimit.
2. Mir schmeckt mein gesundes Essen so gut das ich kein Verlangen habe nach etwas anderem.
3. Ich vermeide unnötige kalorienhaltige Getränke deswegen fällt es mir leicht mein Kalorienlimit einzuhalten.
4. Ich gehe 4 mal die Woche zum Sport und es macht mir sehr viel Spaß.
5. Ich spüre das mir mein Kalorienlimit hilft mich gesünder und vitaler in meinem Körper zu fühlen.
6. Es macht mir Spaß jeden Tag ein Ziel zu haben was ich erreiche und dabei noch abnehme.
7. Durch das weglassen von zuckerhaltigen Lebensmitteln habe ich mehr Energie.
8. Durch meine Diät spare ich Geld.
9. Durch meine neue dazu gewonnene Energie kann ich mich noch mehr bewegen und verbrenne mehr Kalorien.

Am Anfang wird in diese Übung schwerer fallen aber es wird ihnen helfen ihre Glaubenssätze Stück für Stück umzuwandeln während Sie gleichzeitig abnehmen, sich wohler und fitter fühlen und auf dem Weg zu ihrem Traumkörper sind. Das wird ihre Motivation weiter beflügeln & ihnen helfen weiter zu machen...

Was ist Ihre Vision?
Um nachhaltigen Erfolg zu garantieren müssen Sie wissen wo Sie hin möchten. Wollen Sie ein Sixpack, Muskeln, sich einfacher nur fitter und vitaler fühlen oder möchten Sie endlich die 20 kg abnehmen, die Sie schon seit Jahren mit sich rumschleppen?
Egal wie groß oder klein ihr Ziel ist Sie müssen sich eine Vision zurechtlegen. Was werden Sie machen wenn Sie ihr Ziel erreicht haben? Mit wem werden Sie ihren Erfolg feiern? Wie machen Sie weiter?

Schreiben Sie sich ihre Vision auf einem Zettel nieder und nutzen Sie es als zusätzliche Motivationsspritze wenn es gerade nicht rund läuft oder Sie etwas belastet.

WARUM?

Stellen Sie sich die Frage warum Sie unbedingt ihr Ziel erreichen wollen! Es wird ein Moment kommen wo Sie an allem zweifeln. Wo Sie keine Lust auf Sport haben, lieber was Süßes essen als etwas gesundes oder einfach Motivationslos sind. Was ist der Grund warum Sie 5 mal die Woche wie ein verrückter ins Fitnessstudio gehen? Was ist der Grund warum Sie jeden Tag gesund kochen anstatt zu Fastfood zu greifen?

Haben Sie die Antworten auf diese Fragen parat um in Momenten der Schwäche die Disziplin und das Durchhaltevermögen zu haben weiterzumachen. Denken Sie daran, dass es nach einer harten Anpassungsphase leichter wird.

Ich behaupte, dass die erste schwierige Phase nach etwa 2-4 Wochen kommt. Wenn Sie sich durch diese Phase durchbeißen und weiter am Ball bleiben werden sich nach etwa 6 Monaten ihre neuen Gewohnheiten integriert haben und es wird ihnen sogar leichter fallen weiter zu machen als aufzuhören. Und dann sind Sie an dem Punkt wo alle ihre Wünsche/Visionen/Träume nicht mehr unmöglich sind und Sie tatsächlich spüren das Sie es zu 100% aus eigener Kraft erreichen können. Glauben Sie an sich und es wird passieren.

Ernährung (40%)

Der zweite Teil des Buches wird sich mit der Wichtigkeit der Ernährung auseinandersetzen. Wie können Sie gezielt so viel essen das Sie abnehmen/zunehmen? Wie viel von was dürfen Sie essen?

Im Laufe dieses Kapitels werden Sie erfahren, wie Sie ihre Ernährung so anpassen, dass ihnen weder wichtige Mikro -noch Makronährstoffe fehlen und Sie trotzdem alle ihre Ziele erreichen können.

Makro & Mikronährstoffe

Zu den Makronährstoffen zählen Eiweiß/Protein (4kcal), Kohlenhydrate (4kcal) und Fett (8kcal). Wer schon mal auf die Rückseite einer Lebensmittelverpackung geschaut hat, wird das ganze bekannt vorkommen. Dabei muss einem klar sein, dass ein Gramm Fett doppelt so viel Energie liefert wie ein Gramm Eiweiß oder Kohlenhydrat.

Zu den Mikronährstoffen zählen Vitamine, Mineralstoffe (wie Kalzium oder Magnesium), Spurenelemente (z. B. Eisen, Zink, Selen und Mangan), sekundäre Pflanzenstoffe (Carotinoide, Flavonoide), essenzielle Fettsäuren (v. a. Fischöle) und Aminosäuren – Stoffe, die für den Körper lebenswichtig sind.

Theorie Abnehmen/Zunehmen

Jeder Mensch hat einen unterschiedlichen Energiebedarf. Dieser Energiebedarf wird bei uns mit der Messeinheit „Kalorien" festgehalten. Kalorien ist nichts anderes als eine Einheit, um die Energie zu messen, die unser Körper durch Essen aufnimmt.

Der erste Schritt ist ihren Kalorienbedarf zu berechnen. Am besten nutzt Sie eine der vielen Kalorientrackerapps die Sie im Playstore/Appstore findest. Ich nutze „Fatsecret" und kann es ihnen nur empfehlen. Sobald Sie sich angemeldet haben wird automatisch ein Kalorienbedarf anhand ihrer Ziele, körperlichen Aktivität, Größe, Gewichts, Alters und Geschlechts festgelegt. Ich empfehle zusätzlich noch den Schrittzähler zu integrieren, um zu sehen, wie viele Kalorien Sie durch laufen verbrennen.

Abnehmen: Sie nehmen weniger Energie zu sich als ihr Körper im Alltag und im Sport benötigt und bauen ihre Energiereserven (Fettspeicher) ab um trotzdem die volle Leistung bringen zu können.

Zunehmen: Sie nehmen mehr Energie zu sich als ihr Körper im Alltag und im Sport benötigt und speichern die Energie in Fettreserven um in schwierigen Zeiten länger überleben zu können.

Passen Sie ihre täglichen Kalorien an ihr Ziel an. Wenn Sie Muskeln aufbauen wollen sollten Sie 400 kcal mehr essen als Sie verbrauchen. Wollen Sie langsam und kontrolliert abnehmen empfiehlt sich ein

Kaloriendefizit von bis zu 500 kcal. In beiden Fällen gilt, sollte es zur Stagnation kommen, entsprechend ihres Zieles die Kalorien anpassen und justieren.

Kalorien zählen

Wie bereits erwähnt ist es essentiell ein Gefühl für sich, das Essen und seinen Körper zu bekommen. Deswegen empfehle ich jedem der kurzfristig große oder langfristige Erfolge haben will, seine Kalorien sehr genau zu zählen.

Dabei sollte nicht nur auf die Gesamtkalorienzahl geschaut werden sondern auch auf die Verteilung der Makronährstoffe. Die genaue Verteilung hängt von ihrem Ziel ab und davon ob Sie Mann oder Frau sind. Nachfolgend gebe ich jeweils für Männer & Frauen eine ungefähre Makronährstoffverteilung an, damit Sie sich daran orientieren können.

Männer:

Zunehmen:
Eiweiß: 1,5-2 Gramm pro Kilogramm Körpergewicht
Fett: 0,8-1 Gramm pro Kilogramm Körpergewicht
Kohlenhydrate: Den restlichen Kalorienbedarf nehmen Sie über Kohlenhydrate auf

Abnehmen:
Eiweiß: ~2 Gramm pro Kilogramm Körpergewicht
Fett: 0,5-0,8 Gramm pro Kilogramm Körpergewicht
Kohlenhydrate: Den restlichen Kalorienbedarf nehmen Sie über Kohlenhydrate auf

Frauen:

Zunehmen:
Eiweiß: 1-1,5 Gramm pro Kilogramm Körpergewicht
Fett: 0,8-1 Gramm pro Kilogramm Körpergewicht
Kohlenhydrate: Den restlichen Kalorienbedarf nehmen Sie über Kohlenhydrate auf

Abnehmen:
Eiweiß: 1,5 Gramm pro Kilogramm Körpergewicht
Fett: 0,5-0,8 Gramm pro Kilogramm Körpergewicht
Kohlenhydrate: Den restlichen Kalorienbedarf nehmen Sie über Kohlenhydrate auf

Grundsätzlich kann man sagen, dass es keinen signifikanten Unterschied zwischen der Makronährstoffverteilung eines Mannes oder einer Frau geben sollte. Der Mann hat meistens einen höheren Kalorienumsatz und kann deswegen auch mehr Nahrung aufnehmen.

Diätformen: High Carb & Low Carb
Es gibt natürlich gerade beim Abnehmen noch zwei sehr beliebte Varianten um den Fettstoffwechsel anzuregen.
Nachfolgend stelle ihnen die zwei bekanntesten Methoden vor mit deren Vor & Nachteilen.

High Carb: (Viele Kohlenhydrate, wenig Fett)
Die Makronährstoffverteilung bleibt jeweils gleich wie in den Beispielen oben. Diese Form der Diät ist darauf ausgelegt möglichst viele Kohlenhydrate aufzunehmen als Energiequelle Nr.1. Dabei sollte man aber nie zu tief mit den Fetten gehen und mindestens 0,5 Gramm Fett pro Kilogramm Körperfett zu sich nehmen damit ihr Hormonhaushalt im gesunden Bereich ist. Auch ist es wichtig das Eiweiß bei circa 1,5 – 2 Gramm pro Kilogramm Körpergewicht zu belassen, um dem Muskelabbau entgegen zu wirken.

Vorteil:
- „Natürliche Form der Diät".
- Kein Verzicht auf Lebensmittel mit vielen Kohlenhydraten nötig.
- Das Verlangen nach Essen in der Diät ist moderat.

Nachteil:
- Die "Low Carb" Diät hilft dir schneller Fett abzubauen.

Low Carb: (Wenige Kohlenhydrate, viel Fett)

Makronährstoffverteilung:
Eiweiß: 1,5-2 Gramm pro Kilogramm Körpergewicht
Fett: Den restlichen Kalorienbedarf nehmen Sie über Fett auf
Kohlenhydrate: Begrenzt auf so wenig wie möglich

Vorteil:

- Extrem schneller Fett & Gewichtsabbau möglich

Nachteile:

- Die Auswahl an Lebensmitteln ist stark begrenzt

- Das Verlangen nach Kohlenhydraten ist immens (vor allem am Anfang)

- Sehr hoher Verzicht, langfristig schwierig umzusetzen

Beide Diätformen haben ihre Vor -und Nachteile. Aus persönlicher Erfahrung kann ich ihnen sagen, dass eine High Carb Diät ihnen langfristig hilft ihr Gewicht zu reduzieren und zu halten während eine Low Carb Diät für kurzfristige Gewichtsverluste mehr geeignet ist. Probieren Sie beides aus und testen Sie für sich was mehr zu ihnen und ihren Essgewohnheiten passt!

Meine Diät: (Moderate Kohlenhydrate, moderates Fett)
Ich will ihnen nachfolgenden zeigen wie ich meine Diät gestalte. Ich halte nichts von den oben beschriebenen Diätformen, da sie mir beide nicht die Flexibilität bieten können, die ich in meinem Alltag haben will. Im Endeffekt zählt für ein langfristiges abnehmen/halten/zunehmen des Körpergewichts die Kalorienanzahl und nicht welche Makronährstoffe man explizit aufnimmt. Deswegen schen Sie jetzt hier meinen optimalen Ernährungstag. ACHTUNG: Obwohl Kalorien Kalorien sind achte ich natürlich trotzdem auf die Makronährstoffe und schaue genau auf meine Eiweiß -und Fettzufuhr.

Makronährstoffverteilung: (Mein Tagesbedarf: 2000kcal & Gewicht: 80-85kg)
Eiweiß: 120-190g Eiweiß (1,5 – 2g pro Kilogramm Körpergewicht)
Fett: 40-80 Gramm (0.5 – 1g pro Kilogramm Körpergewicht)
Kohlenhydrate: Den restlichen Kalorienbedarf nehme ich über
Kohlenhydrate auf

Auch wenn die Ernährung (40%) ein großen Teil ihres Erfolges ausmacht, ist das ganze kein Hexenwerk. Ich empfehle ihnen einen moderaten Ansatz, damit Sie zwar immer die richtige Menge an Eiweiß, Kohlenhydraten und Fett haben, aber Sie sich auch ab und zu etwas gönnen können, was Sie dann in ihren Ernährungsplan einbauen. So müssen Sie nicht auf das Stück Kuchen verzichten, weil es zu viele Kohlenhydrate hat, sondern sind spontan. Langfristig empfiehlt sich diese Variante auf jeden Fall, um sich das Leben nicht unnötig schwer zu machen.

Training (20%)

Jetzt kommen wir zum letzten Teil dieses Buches. In diesem Kapitel erfahren Sie alles wichtige zum Thema Fitnesstraining, Cardio, Calistehtics, Sixpacktraining und am Ende gibt es exklusive Trainingspläne, um ihnen den Einsteig in den ersten 4 Wochen so leicht wie möglich zu gestalten.

Fitnesstraining

Um beim Fitnesstrainingsplan mitmachen zu können müssen Sie sich im lokalen Fitnessstudio anmelden um die einzelnen Geräte wie im Trainingsplan nutzen zu können. Die meisten Menschen, die ins Fitnessstudio gehen, wollen ihren Körper aktiv formen und attraktiver machen. Das Ziel des Trainingsplanes ist es, ihnen zu helfen, Muskeln aufzubauen und definierter Auszusehen. Dabei ist jeder Trainingsplan sowohl für Frauen als auch für Männer geeignet.

Cardiotraining

Cardiotraining können Sie entweder in der Natur oder auch im Fitnessstudio absolvieren. Dabei geht es darum auf dem Laufband/Fahrrad/Stepper/Rudern zusätzliche Kalorien zu verbrennen, den Stoffwechsel anzuregen und ihren Grundumsatz zu erhöhen. Cardiotraining ist auch im Anschluss an das Krafttraining möglich wenn Sie sich noch fit genug fühlen und etwas gutes für das Herz-Kreislaufsystem tun möchten.

Calistehtics

Calistehtics ist für alle die geeignet die keine Lust, Zeit oder Geld haben ins Fitnessstudio zu gehen. Beim Calistehticstraining nutzen Sie nur ihr eigenes Körpergewicht und keine Gewichte um die verschiedenen Muskelgruppen zu trainieren. Dafür ist es am besten wenn Sie einen Park in der Nähe haben an dem man Klimmzüge, Dips und ähnliches machen kann. Calistehtics ist sehr gut für Anfänger geeignet, die noch nicht den Schritt ins Fitnessstudio wagen.

Sixpacktraining

Mit dem Sixpacktraining trainiert man nochmal separat und intensiv seine Bauchmuskeln. Am besten im Anschluss zum Calistehtics -oder Fitnesstraining für Leute, die im Sommer besonders gut aussehen wollen.

Da Sie nun alle relevanten Informationen haben um ab der ersten Minute bei ihrer Fitness/Abnehmkarriere Vollgas zu geben kommen wir jetzt noch zu den einzelnen Trainingsplänen um Sie aktiv beim erreichen ihrer Ziele zu unterstützen. Diese Trainingspläne sollen ihnen einen leichten Einstieg ermöglichen und sind eine Empfehlung. Sie werden sehr schnell ein Gefühl dafür bekommen was ihnen Spaß macht und was nicht.

Trainingsplan: Fitnesstraining

Das Fitnesstraining ist nur für Leute geeignet die eine Fitnessstudiomitgliedschaft besitzen und den möglichen Muskelaufbau maximieren wollen. Wie immer fangen wir mit der Variante für Anfänger an. Ich empfehle einem Anfänger drei Mal die Woche zu gehen und nach einem Ganzkörperplan zu trainieren. Jeweils eine Übung pro Muskelgruppe mit 3 Sätzen. Fangen Sie mit den Beinen an und arbeiten Sie sich zu den Armen vor.

<u>Die Basics:</u> Sie fangen immer mit der größten Muskelgruppe an. Heißt bei einem Ganzkörpertraining die Beine. Muskeln wie die Schulter und die Arme trainieren Sie auch passiv bei jeder Brust -und Rückenübung mit. Heißt konkret, sollten Sie noch ein blutiger Anfänger sein, können Sie sowohl die Schulter als auch die Armübung missachten und sich erst auf die großen Muskelgruppen konzentrieren. Des weiteren ist es auch möglich, die Satzzahl von drei auf 4 mal zu erhöhen oder die Pausenzeiten zu senken, um eine höhere Intensität zu gewährleisten.

<u>Die Wiederholungsanzahl:</u> Es gibt drei mögliche Wiederholungsbereiche in denen Sie trainieren können. 1-6 Wiederholungen ist für den Kraftaufbau, 6-12 Wiederholungen ist optimal für den Muskelwachstum & zwischen 12-20 Wiederholung ist für die Muskelausdauer. Sie können jederzeit auch verschiedene Wiederholungsanzahlen einbauen, um den Muskel neu zu reizen (für Fortgeschrittene).

Beine:
Kniebeugen mit Langhantel
Ausfallschritte mit Kurzhanteln
Beinpresse
Beinbizeps an der Maschine
Wadenheben an der Maschine

Brust:
Bankdrücken mit Langhantel/Kurzhantel
Schrägbankdrücken mit Langhantel/Kurzhantel
Dips

Rücken:
Kreuzheben
Rudern mit Langhantel/Kurzhantel
Klimmzüge
Rudermaschine

Schultern:
Schulterdrücken an der Maschine/Kurzhanteln
Seitheben
Face Pulls

Arme:
Curls mit der Langhantel/Kurzhantel (Bizeps)
Hammercurls (Bizeps)
Trizepsdrücken (Trizeps)
Skycrusher (Trizeps)

Ober & Unterkörpertrainingssplit
Als Fortgeschrittener können Sie ihren Trainingsplan auch anpassen & zum Beispiel 4 mal die Woche ins Fitnessstudio gehen und dabei abwechselnd einen Ober & Unterkörper Training machen. Dabei bei einem Beintag 3 Übungen machen und bei einem Oberkörpertag je eine/zwei Übungen pro große Muskelgruppe (Brust, Rücken) und eventuell noch jeweils eine Schulter & Armübung.

Push, Pull, Beine Split:
Dieser Split erweist sich als besonders effektiv bei Profis, die bereits mindestens 1-2 Jahre trainieren. Dabei geht man 6 mal die Woche ins Fitnessstudio und trainiert jeweils Abwechselnd Push (Brust, Schultern, Trizeps), Pull (Rücken, Bizeps) und Beine. Übungsanzahl variiert je nach Athlet und ist für Leute gedacht, die das Optimum aus sich und ihrem Körper rausholen wollen.

Trainingsplan: Cardiotraining

Cardiotraining kann man entweder im Fitnessstudio oder in der Natur machen. In diesem Trainingsplan gehen wir gezielt darauf ein, wie man das Equipment im Fitnessstudio optimal nutzen kann.

Radfahren:

Stellen Sie die Stärke so ein das Sie komfortable 20 Minuten fahren können. Merken Sie sich ihre Kilometeranzahl und versuchen Sie das nächste mal schneller zu sein.

Fortgeschritten: Wenn ihnen das zu leicht fällt empfehle ich im Intervall zu fahren. Dabei geben Sie eine Minute Vollgas und eine Minute leichtes fahren. Das machen Sie mal 10 Minuten (5 mal schnell, 5 mal langsam) und versuchen dies schrittweise zu steigern.

Laufband:

Da jeder Mensch seine eigene Fitness am besten kennt empfehle ich ihnen eine Geschwindigkeit festzulegen in der Sie 20 Minuten locker joggen können. Im Laufe der Wochen einfach die Geschwindigkeit des Laufbandes oder die Zeit des Joggens verlängern, um so eine Steigerung in ihr Training zu integrieren.

Fortgeschritten: Fortgeschrittene können auch Intervall laufen in dem Sie eine Minute sprinten und eine Minute locker laufen. Diesen Vorgang 5 - 10 Mal wiederholen und sich auch dort kontinuierlich selbst steigern.

Stepper:

Der Stepper ist am Ende nichts anderes als ständiges Treppenlaufen. Auch hier eine Geschwindigkeit einstellen, bei der Sie komfortable eine halbe Stunde Treppen laufen können und dann die Intensität durch längeres Training oder durch erhöhte Schnelligkeit steigern.

Rudern:

Die Rudermaschine hat den Vorteil, dass man dort auch seinen Rücken zusätzlich mittrainieren kann, während die anderen hier beschriebenen Cardioübungen sonst nur die Beine ansprechen. Auch hier gilt es eine Stärke einstellen, bei der man komfortable eine halbe Stunde rudern kann. Dann kann man als Fortgeschrittener entweder die Dauer oder das Rudergewicht erhöhen, um progressive Fortschritte erzielen zu können.

Cardiotraining ist nicht nur gut für die Fettverbrennung sondern ist auch gut für das Herz-Kreislaufsystem. Ich empfehle Cardio erst nach dem Calistehtics/Fitnesstraining um die volle Konzentration auf ihre Fitness zu haben.

Trainingsplan: Calistehtics

Calistehticsübungen sind ohne Geräte zuhause oder im Park umsetzbar. Nachfolgend finden Sie verschiedene Übungen, die Sie kombinieren können. Als Anfänger empfehle ihnen ein Ganzkörpertraining 3 mal die Woche wo Sie jeden Muskel mit einer Übung trainieren. Pro Übung 3 Sätze mit je 8-12 Wiederholungen. Fangen Sie wie auch beim Fitnesstraining mit der größten Muskelgruppe an und arbeiten Sie sich zu der kleinsten vor.

Beine:
- Pistol Squat Progression
- Kniebeugen (Squats)
- Ausfallschritte (Walking Lunges)
- Bulgarian Split Squats
- Wadenheben (auf einer Erhöhung um die volle Dehnung zu ermöglichen)

Brust:
- Normale Liegestütze
- Negative Liegestütze
- Positive Liegestütze
- Dips (bei Möglichkeit)

Rücken:
- Rückenstrecker einarmig
- Rückenstrecker beidarmig (Superman-Übung)
- Umgedrehter Armstütz
- Schulterbrücke
- liegende Klimmzüge (Austrialian Pull up)
- Klimmzüge

Schultern:
- Plank to Down Dog
- Pike Push up
- Handstand push up
- Elevated Pike push up

Fortgeschritten:
Um die Intensität auch als Fortgeschrittener zu steigern haben Sie die Möglichkeit mehr Sätze und kürzere Pausen zu machen, um so neue Reize zu setzen.

Außerdem ist es möglich von einem Ganzkörpertraining auf ein Splitplan zu wechseln, wo Sie jeweils 1 oder 2 Mal eine Muskelgruppe pro Woche trainieren, um den Muskel komplett auszureizen.

<u>**Beispiel:**</u>

Montag – Brust & Schulter (jeweils 2 Übungen)
Dienstag – Beine & Rücken (jeweils 2 Übungen)
Mittwoch – Pause
Donnerstag – Brust & Schulter (jeweils 2 Übungen)
Freitag – Beine & Rücken (jeweils 2 Übungen)
Samstag – Pause
Sonntag – Pause

Trainingsplan: Sixpacktraining

Das Sixpacktraining besteht in den ersten 4 Wochen aus drei Übungen. Dieser Plan ist explizit für Leute gedacht, die gerade erst anfangen. Diesen Plan kann man sowohl im Fitnessstudio als auch zu Hause machen. Je nach Muskelkater kann man die Frequenz steigern. Am Anfang empfiehlt es sich zwei Mal die Woche Bauch zu trainieren. Sollte das zu einfach werden, kann die Frequenz auch erhöht werden.

Übung #1: Crunches

Crunches ist vermutlich die bekannteste Übung für den Bauch aber auch mit der richtigen Übungsausführung äußerst effektiv. In der Ausgangsposition liegen Sie auf dem Rücken und ihre Füße stehen dabei hüftbreit auf dem Boden. Falten Sie ihre Hände hinter dem Kopf zusammen und heben Sie langsam und bewusst ihre Brust und ihren Kopf und achten Sie darauf nur mit den Bauchmuskeln die Arbeit zu machen.

Machen Sie jeweils 3 Sätze mit 12 Wiederholungen mit einer Pause von 90 bis 120 Sekunden. Wenn Sie keine 12 schaffen machen Sie so viel wie möglich.

Übung #2: Situps

Die Ausgangsposition ist im Grunde die gleiche wie auch bei den Crunches. Legen Sie sich auf den Rücken und platzieren Sie ihre Füße parallel zueinander auf dem Boden. Am besten klemmen Sie ihre Füße unter einen Gegenstand.

Verschränken Sie ihre Hände vor ihrem Brustkorb, und beginnen Sie die Übung, indem Sie den Brustkorb vom Boden heben. Dann heben Sie den kompletten Körper an, indem Sie auch den Bauch in Richtung ihrer Beine bewegen.

Machen Sie jeweils 3 Sätze mit 12 Wiederholungen mit einer Pause von 90 bis 120 Sekunden. Wenn Sie keine 12 schaffen machen Sie so viel wie möglich.

Übung #3: Beinheben

Legen Sie sich flach auf den Rücken und ihre Arme parallel ausgestreckt zu ihrem Körper. Jetzt heben Sie die Beine langsam an und achten Sie darauf, dass ihre Knie leicht angewinkelt sind.

Heben Sie ihre Beine hoch, bis sich die Oberschenkel und ihr Bauch in einem 90 Grad Winkel zu einander befinden. Nun senken Sie die Beine langsam wieder ab, bis ihre Füße fast den Boden berühren.

Machen Sie jeweils 3 Sätze mit 12 Wiederholungen mit einer Pause von 90 bis 120 Sekunden. Wenn Sie keine 12 schaffen machen Sie so viel wie möglich.

Fortgeschritten:
Sollte sich das oben beschriebene Training zu einfach für Sie gestalten, können Sie das Training auch in einem Circle machen. Das heißt konkret, Sie machen Übung 1,2 und 3 ohne Pause hintereinander. Dann folgt eine 2-3 Minuten Pause und dann wiederholen Sie das ganze für bis zu 4. Mal. Viel Spaß!

Notizen:

Notizen:

Notizen:

Notizen:

Notizen:

**Notizen:

**Notizen:

Notizen:

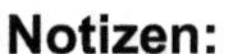 **Notizen:**